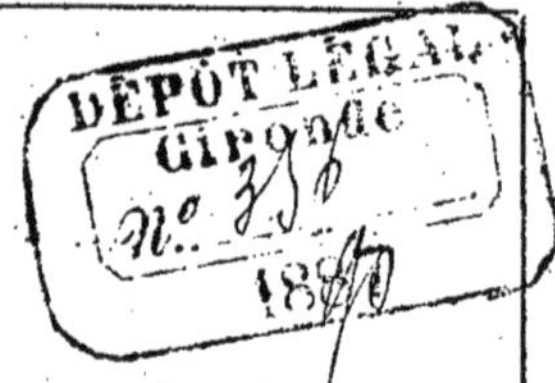

LA PHYSIQUE EN MÉDECINE

SON ENSEIGNEMENT, SON INFLUENCE

PAR LE

Dr BERGONIÉ

PROFESSEUR DE PHYSIQUE A LA FACULTÉ DE MÉDECINE
ET DE PHARMACIE DE BORDEAUX

LEÇON INAUGURALE

FAITE A LA FACULTÉ DE MÉDECINE ET DE PHARMACIE DE BORDEAUX
LE 20 NOVEMBRE 1890

BORDEAUX
FERET & FILS, LIBRAIRES-ÉDITEURS
15, COURS DE L'INTENDANCE, 15

1890

LA

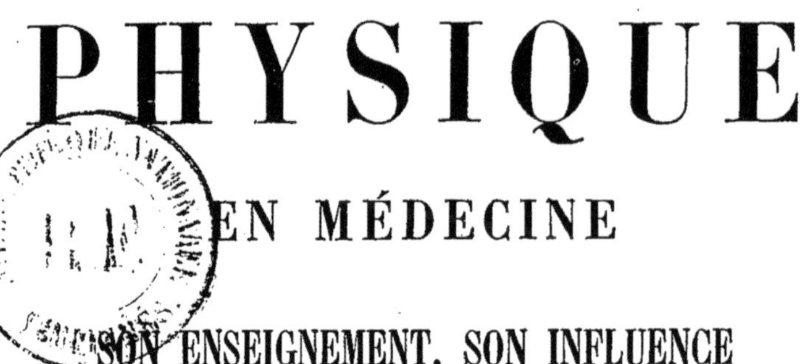

PHYSIQUE EN MÉDECINE

SON ENSEIGNEMENT, SON INFLUENCE

PAR LE

Dr BERGONIÉ

PROFESSEUR DE PHYSIQUE A LA FACULTÉ DE MÉDECINE
ET DE PHARMACIE DE BORDEAUX

LEÇON INAUGURALE

FAITE A LA FACULTÉ DE MÉDECINE ET DE PHARMACIE DE BORDEAUX

LE 20 NOVEMBRE 1890

BORDEAUX

FERET & FILS, LIBRAIRES-ÉDITEURS

15, COURS DE L'INTENDANCE, 15

1890

LA

PHYSIQUE EN MÉDECINE

SON ENSEIGNEMENT, SON INFLUENCE

MESSIEURS,

En prenant possession de la chaire de Physique de la Faculté de Médecine et de Pharmacie de Bordeaux, j'ai pour premier devoir de remercier publiquement d'abord le Conseil des Professeurs de la Faculté qui m'a fait le très grand honneur de me présenter en première ligne au choix de l'Administration Supérieure, ensuite le Conseil Supérieur de l'Instruction Publique, M. le Directeur de l'Enseignement Supérieur et M. le Ministre de l'Instruction Publique qui ont bien voulu ratifier le choix du Conseil de la Faculté. Je ne puis croire que la décision prise par toutes ces hautes autorités, si compétentes, ait été entraînée par le poids de mes faibles mérites personnels : je suis sûr, au contraire, que mes anciens Maîtres, aujourd'hui mes Collègues, en faisant porter leur choix sur l'un des élèves de cette Faculté dont ils ont à garder l'honneur et à grandir la renommée, ont pensé que celui qu'ils choisissaient les y aiderait d'autant mieux qu'il appartenait depuis plus longtemps à leur famille scientifique et qu'à l'obligation de ne pas déchoir, imposée à tout nouveau venu parmi eux, se joindraient, pour lui, le désir et le besoin de faire œuvre d'affection et de reconnaissance.

Ils ne seront pas trompés; c'est avec le souci constant d'accroître l'influence et l'éclat scientifique de la Faculté de Médecine et de Pharmacie de Bordeaux et par un dévouement absolu à l'enseignement qui m'est confié, que je veux le leur démontrer.

Cet enseignement de la Physique, de quelle nature doit-il être et comment doit-il être organisé pour avoir son maximum d'utilité dans une Faculté comme celle-ci? C'est ce que je vais essayer de définir aujourd'hui dans cette première leçon.

Mais je m'aperçois, au moment d'entrer en plein dans mon sujet, qu'on pourrait m'accuser de faire tout d'abord une pétition de principe et de prendre pour base une vérité qui n'est rien moins qu'un axiome. Avant de chercher comment le maximum d'utilité d'un enseignement peut être atteint, il faut démontrer que cette utilité existe, si petite soit-elle. Bien plus, l'objet même de cet enseignement, d'après quelques esprits, est une illusion vaine, en un mot, il n'y a pas de Physique Médicale à proprement parler, pas plus d'ailleurs qu'il n'y a de Chimie ou d'Histoire Naturelle Médicales. Ces sciences ne sont pas seulement *accessoires,* elles sont *inutiles* pour mener à bien l'instruction d'un futur médecin.

Ne croyez pas que j'exagère, que j'élève là des barricades de carton pour acquérir ensuite la gloire facile de les avoir enfoncées. Non, ce sont choses que l'on entend quelquefois dire, que l'on lit même de temps en temps. Nous verrons tout à l'heure dans quelles circonstances. Je veux bien vous accorder que de telles opinions ne sont pas toujours caractéristiques d'un esprit scientifique de très grande envergure, et même que les plus acharnés des détracteurs des Sciences Physiques et Naturelles appliquées à la Médecine sont souvent brouillés depuis longtemps, ou même n'ont jamais fait une connaissance bien approfondie avec les éléments de ces sciences, mais il faut convenir que tous nos ennemis ne peuvent être classés dans les deux catégories précédentes. Il en est une autre, bien difficile et plus délicate encore à définir. Difficile, parce que ce sont des éléments très hétérogènes qui la composent; délicate, parce qu'il faudrait dire le sentiment peu élevé qui guide tous ces éléments et les conduit, bannière d'occasion bien peu glorieuse, à la conquête d'un héritage illusoire. Nous avons pu craindre un instant que sous des assauts si répétés, la place, je veux dire l'Administration Supérieure, ne vînt à capituler; que c'en était fait des enseignements qu'avaient illustrés tant de grands hommes et qui avaient formé toute la génération actuelle des maîtres et des médecins. Il n'en a rien été, l'orage s'est dissipé, il semble même que notre ciel se soit définitivement éclairci.

Mais laissons là ces considérations et occuponsnous du sujet que je voulais traiter devant vous. Je ne suis ici en face d'aucun adversaire, ce sont des auditeurs bienveillants et attentifs que je voudrais convaincre de la nécessité qu'il y a pour un médecin ou pour un pharmacien sérieux à faire des études de Physique appliquée à la Médecine et à la Pharmacie.

Avant de commencer cette démonstration, il me faut faire une profession de foi qui, j'en suis persuadé, sera approuvée par tous mes collègues, les professeurs de la première année dans les Facultés de médecine.

*

Nous ne pensons pas, aucun parmi nous n'a jamais pensé que les sciences dites *accessoires* — et l'on comprend sous ce nom d'accessoires, n'en déplaise à MM. les Anatomistes, aussi bien l'Anatomie et la Physiologie que la Physique, la Chimie et l'Histoire Naturelle médicales — aucun parmi nous n'a jamais pensé, dis-je, que ces sciences dussent tenir une place prépondérante dans l'instruction médicale. Ce sont des sciences fondamentales de la médecine et à ce titre, quoi qu'on en ait dit, elles sont bien placées au début de ces études. Ce n'est pas en troisième ni en quatrième année qu'il faudra apprendre à un étudiant, alors qu'il aura passé déjà un examen sur la Physiologie, qu'il fréquentera les hôpitaux depuis deux ans au moins, ce n'est pas alors qu'il faudra lui apprendre ce que c'est que la méthode graphique, les lois de l'écoulement des liquides, comment on mesure un courant électrique, pourquoi il faut employer tel ou tel verre pour corriger un œil amétrope, etc..., avec les applications qui en dépendent, à la Physiologie, à la Clinique, à la Thérapeutique, à l'Ophtalmologie, etc. De deux choses l'une, ou l'étudiant sérieux, s'apercevant qu'il ne peut comprendre à fond toutes ces applications, les aura étudiées à part au fur et à mesure que le besoin s'en fera sentir; ou bien l'étudiant qui n'a en vue que d'atteindre juste le niveau de l'examen, ayant pu se passer de cette étude pour acquérir le savoir superficiel qui lui suffit, n'y reviendra pas. Dans ces deux cas, un cours de Physique appliquée à la Médecine fait pour des élèves de troisième ou de quatrième année, aura pour eux un minimum d'utilité et un attrait bien mitigé.

D'autre part, peut-on penser à surcharger encore

nos élèves à ce moment de leurs études? Ce sont les cours de pathologie et de thérapeutique, les cliniques générales et les cliniques spéciales de plus en plus nombreuses qu'ils doivent suivre; c'est le couronnement qu'ils sont en train d'édifier, il n'est plus temps de veiller à la solidité des assises.

Vous voyez que les sciences dites accessoires, qu'on a si souvent taxées d'envahissantes, sont cependant bien modestes dans leurs aspirations. La première année de médecine leur suffit, et même ne s'opposeraient-elles pas certainement à ce qu'à côté de la Zoologie médicale on enseignât à leurs élèves les premiers éléments de l'Anatomie humaine, l'Ostéologie, par exemple, et même l'Histologie élémentaire, comme le veut M. le professeur Gautier. Il faudrait pour cela que tous les étudiants de première année admis à suivre les cours de ces sciences appliquées à la médecine y fussent déjà bien préparés par leurs études antérieures.

Aujourd'hui, c'est surtout le baccalauréat ès sciences restreint d'où paraît venir tout le mal; c'est lui la bête noire, noire surtout des flots d'encre qu'elle a fait verser pour sa suppression. Il paraît même définitivement condamné et les pronostics les plus optimistes ne lui donnent pas pour plus d'une année de vie. Le mal est-il vraiment si grand qu'on veut bien le dire? Sans doute il y a de bien mauvais bacheliers restreints, mais n'y a-t-il pas aussi de mauvais bacheliers complets? Est-ce entièrement la faute d'un programme où l'on ne trouve pas une seule grande question scientifique qui ne soit au moins signalée? Je crois qu'avec un tel programme on pourrait au contraire relever aussi haut qu'on le voudrait ce malheureux examen, que par cette mesure bien simple, la préparation aux études médicales serait suffisante et que le commencement de ces études par les sciences physiques et naturelles appliquées à la Médecine donnerait les meilleurs fruits.

Mais si l'on trouve insuffisante la préparation des étudiants en médecine de première année, que dire de celle des étudiants en pharmacie de première année et de deuxième classe, qui fréquentent nos amphithéâtres et nos laboratoires? Comme nous nous estimerions heureux que l'on exigeât l'unique baccalauréat restreint tant dénigré! Pour la plupart d'entre eux, des leçons entières de Physique appliquée à la médecine et à la pharmacie restent à peu près inintelligibles malgré leurs efforts; aussi devient-il de plus en plus urgent qu'une réforme intervienne qui améliore cet état de choses.

Ce sont là affaires administratives, et si l'on nous demande depuis quelque temps le plus souvent notre avis, c'est seulement en haut lieu qu'il est possible de juger toutes les faces de ces questions et d'en prévoir toutes les conséquences. Mais supposons que les solutions les meilleures aient été données à ces desiderata, que vous soyez tous, Messieurs les Étudiants, les mieux préparés et les plus aptes à profiter de l'enseignement scientifique que vous venez chercher dans cette Faculté, quelle devra être la direction donnée à l'enseignement de la Physique et quel est le but qu'il doit viser et atteindre? Voilà ce que je voudrais maintenant vous dire.

Cette direction, on l'a souvent indiquée depuis quelque temps, lorsque le débat si vif a été soulevé par ceux qui voulaient la suppression sans phrases des sciences dites accessoires dans les Facultés de Médecine et de Pharmacie. Mais ce débat fort passionné, peut-être parce qu'on n'y agitait pas seulement le haut intérêt de l'enseignement et des études médicales, n'a rien appris de nouveau à ceux surtout qui ont suivi l'évolution particulière de l'enseignement de ces sciences s'effectuant parallèlement à l'évolution générale de toute la science médicale.

On a dit et répété que surtout les applications des sciences devaient être enseignées ; mais Dumas, Wurtz, Gavarret, pour ne citer que les derniers disparus, faisaient à la Faculté de Médecine de Paris des cours d'une application si immédiate, si professionnels, pourrait-on dire, que leurs auditeurs, en grande partie, étaient déjà pourvus du grade de docteur. Aujourd'hui, à cause de cette évolution plus avancée et plus rapide, à cause de ce besoin d'ordre et de précision, qui se fait de plus en plus sentir en médecine à mesure que le nombre et la complexité des phénomènes connus ou à connaître s'accroissent, le caractère professionnel de ces cours devient de jour en jour plus accusé. Comparez les traités de Physique médicale d'il y a soixante ans (1) et même d'il y a trente ans (2) à ceux d'aujourd'hui, publiés tant en France qu'en Allemagne et en Italie, vous aurez peine à concevoir que ces livres aient été écrits pour le même enseignement et qu'ils se soient adressés au même public spécial. Encore ces traités d'aujourd'hui ne conviennent-ils déjà plus en partie aux besoins mieux

(1) *Traité élémentaire de physique générale et médicale,* de Pelletan, médecin du roi, professeur de physique à la Faculté de médecine de Paris, 1825.

(2) *Traité élémentaire de physique médicale,* par l'abbé Haüy, 1855.

définis et spécialisés de notre enseignement; le champ des applications s'accroît sans cesse et l'exposé des théories et des principes de la Physique Générale, si prépondérant dans les premiers ouvrages dont je vous parlais tout à l'heure, tient aujourd'hui dans nos cours une place que limite de plus en plus le souci d'être complet, tout en restant dans les limites de temps qui nous est dévolu, c'est-à-dire une année.

N'allez pas croire que cette évolution de l'enseignement des sciences physiques en particulier, dans les Facultés de Médecine, bien que lente à produire une transformation de cet enseignement, ait été une évolution récente et hâtive; non, Messieurs, elle a été continue; c'est une simple résultante comme toutes les évolutions, qu'elles aient lieu dans un organisme vivant ou social ou dans telle ou telle fonction de cet organisme. Mais les composantes de cette évolution n'ont pleinement agi que depuis un temps relativement court; ce sont, d'un côté, le progrès considérable des diverses branches de la physique générale, de l'autre, le besoin dont je parlais tout à l'heure et qui domine aujourd'hui en médecine, de recourir à des mesures précises et de tenir compte exactement de l'action de tous les agents physiques extérieurs qui agissent sur l'homme vivant.

Quant à l'idée directrice aujourd'hui appliquée dans ses conséquences, elle a été formulée depuis longtemps. Il y a longtemps qu'on a dit que la Physique était utile à enseigner à un industriel à condition qu'elle fût Industrielle, à un agriculteur à condition qu'elle fût Agricole, à un pharmacien à condition qu'elle fût Pharmaceutique et à un médecin à condition qu'elle fût Médicale. De même pour la Chimie et l'Histoire Naturelle. Je ne puis mieux vous le démontrer qu'en vous citant le passage d'un vieux rapport sur l'organisation des Écoles de Pharmacie, rédigé en 1850 par une commission dont faisaient partie Maissiat, Représentant du peuple, Milne-Edwards et de Jussieu, de la Faculté des sciences de Paris, Bérard, Orfila, Chevreul, Thénard, etc. :

« L'enseignement d'une science quelconque, dit le » rapport, pour être efficace, ne doit pas se donner de » la même manière là où il constitue une portion » importante de l'éducation philosophique de l'ordre » le plus élevé et là où toute sa puissance est dirigée » vers un but spécial. La voie à suivre ne doit pas être » la même quand le but vient à changer, et des études » qui portent partout le même nom sont en réalité dif- » férentes quand on les poursuit en vue des applica- » tions de la science aux travaux de la pharmacie, à » l'explication des phénomènes de la vie et au traite- » ment des malades, à l'exploitation des mines ou à » toute autre branche de notre industrie (1). »

Est-il possible d'affirmer plus clairement que la condition d'utilité de nos enseignements, que leur raison d'être même, est leur spécialisation absolue dans les applications à la Médecine et à la Pharmacie? N'avais-je pas raison de vous dire tout à l'heure, que la direction suivie était la bonne depuis longtemps et qu'on ne nous avait rien appris dans le débat ouvert depuis trois ans. Sans doute, le champ des applications n'était pas aussi vaste il y a cinquante ans, il y a même trente ans, qu'il l'est aujourd'hui, et si l'on apprécie l'utilité des enseignements des sciences phy-

(1) *Rapport sur l'organisation des Écoles de pharmacie*, 27 avril 1850 (*Recueil des actes de l'enseignement supérieur*).

siques et naturelles dans les Facultés comme celle-ci par le nombre et l'importance de leurs applications à la Médecine et à la Pharmacie, c'était alors qu'on les a créés qu'on aurait dû les supprimer, c'est aujourd'hui qu'on devrait les rétablir.

Ceci s'explique, Messieurs, par les raisons que je vous indiquais tout à l'heure : l'évolution naturelle des sciences et l'élévation rapide de la courbe qui intègre nos connaissances. Mais l'esprit de l'homme et son intelligence n'évoluent pas, nous n'évoluons pas organiquement avec une symétrie suffisante. Le « *nihil humani a me alienum* » ne trouve plus, depuis bien longtemps, aucun orgueilleux qui se l'applique; aucun savant ne pense plus, depuis des siècles, à cultiver également toutes les sciences; aucun médecin d'aujourd'hui n'est bien au courant de toute la Médecine; et il en est des naturalistes comme des médecins, des chimistes comme des naturalistes et des physiciens comme des chimistes. Tous, peu à peu, se sont spécialisés à mesure que la somme des connaissances constituant la science qu'ils cultivaient s'est accrue et a dépassé leurs forces. La spécialisation des enseignements a suivi la spécialisation des Maîtres : les Physiques Industrielles, Agricoles, appliquées à l'art des mines, aux constructions, etc., sont enseignées ailleurs et par d'autres que la Physique Générale. C'est ainsi qu'il y a peu de temps, on crée à Paris toute une École très importante de Physique et de Chimie appliquées aux arts et à l'industrie; qu'à Liège, l'Institut Électro-technique de Montefiore est fondé et annexé à l'Université; que Paul Bert crée aux Hautes-Études l'enseignement de la Physique Biologique, aujourd'hui pourvu d'un magnifique institut admirablement organisé et outillé; qu'à Paris même, en ce moment, on vient de créer une chaire d'enseignement technique de l'électricité, encore sans titulaire. J'en pourrais citer bien d'autres, surtout en regardant par-dessus nos frontières de l'Est. Mais cela suffira pour vous convaincre, pour convaincre tous ceux qui peuvent être convaincus, qu'il est logique qu'il y ait aujourd'hui pour les médecins et pour les pharmaciens un enseignement différencié de la Physique, comme il existe pour toutes les autres études spéciales citées plus haut; un enseignement élevé, scientifique, mais dont on aura élagué sans merci tout développement oiseux des théories et des formules de la Physique Générale pour lui donner le caractère nettement professionnel que doivent avoir tous les enseignements de cette Faculté; qu'il y ait, en un mot, un enseignement de la Physique Médicale.

Non seulement l'existence d'un tel enseignement dans les Facultés de Médecine et de Pharmacie est logique, mais encore elle est devenue indispensable aujourd'hui à l'instruction professionnelle d'un médecin ou d'un pharmacien. Pour s'en convaincre, il n'est besoin que de jeter un coup d'œil rapide sur les méthodes de recherches utilisées et les applications immédiates de la Physique en Médecine et en Pharmacie.

« La Physique, dit M. Cornu dans le substantiel et éloquent discours sur *le rôle de la Physique dans les récents progrès des sciences*, prononcé à Limoges à l'ouverture du congrès de l'Association française pour l'Avancement des sciences, « la Physique a le » privilège d'être la conseillère habituelle de presque » toutes les sciences qui procèdent de l'expérience ou

» de l'observation... elle est apte aussi bien à fournir » des méthodes délicates ou un outillage de précision » qu'à profiter des suggestions venues des sciences » voisines. Grâce à son étendue, qui va des confins » de l'Histoire Naturelle aux spéculations les plus » abstraites de l'Analyse mathématique, elle peut don- » ner à chaque science faisant appel à ses méthodes » ou à ses appareils le degré, je dirais volontiers la » dose de précision qui lui convient [1]. »

La Médecine et la Pharmacie n'échappent pas plus que les autres sciences signalées par le savant membre de l'Institut, à cette obligation imposée par leurs progrès mêmes d'emprunter à la Physique ses méthodes, ses lois, ses appareils. La dose de précision qui leur convient s'accroît sans cesse, une bienfaisante accoutumance se produit, et nous voyons de plus en plus les physiologistes, les cliniciens, les hygiénistes, les thérapeutistes, etc., venir demander à la Physique le principe, l'instrument, l'explication, l'agent lui-même de leurs recherches ou de leurs médications. Il n'y a pas à craindre qu'une réaction prochaine ou tardive se produise contre cette tendance; car ce n'est pas pour satisfaire une théorie préétablie, ou une vue philosophique admise en dehors de tout contrôle de l'expérience que l'on entre tous les jours plus profondément dans cette voie. C'est à tort qu'on nous a accusés de marcher vers un rajeunissement de la chimiâtrie de Sylvius et de Van Helmont ou du iâtromécanicisme de Hales et de Borelli; de vouloir, en un mot, tout réduire en Médecine à la Physique et à la Chimie. On a même donné à cet argument la forme

(1) Cornu, *Revue scientifique,* 9 août 1890.

humoristique, la plus terrible de toutes, et vous n'êtes pas sans connaître l'histoire lamentable de ce pauvre calife hydropique, soigné, pour son malheur, par un médecin imbu des meilleurs principes de la Physique. Le médecin, en cette occurrence, voulut utiliser quand même ses connaissances. Il fit placer le calife dans un four fortement chauffé, pensant que la chaleur du four vaporiserait la sérosité en excès et guérirait son malade. Vous devinez ce qui arriva : quand on retira du four le redoutable souverain, il était cuit (1). L'histoire est fort piquante, on dit même qu'elle est authentique et l'on cite le nom du calife. A merveille! et je conviens que le médecin-physicien était un dangereux ignorant. Mais ceci prouve seulement une chose : c'est que savoir sa Physique, pour un médecin, ne le dispense pas d'avoir du bon sens et de savoir sa Médecine. Nous n'avons jamais soutenu le contraire. Et puis, chaque médaille a son revers : des applications mal étudiées, hâtives, peuvent conduire à des résultats déplorables; mais que sont-elles à côté de celles arrivant à leur moment, utilisant des méthodes parfaitement connues ou des instruments bien construits!

Depuis le jour où Galilée, alors étudiant en médecine, découvrant les lois de l'oscillation du pendule, eut l'idée d'appliquer sa nouvelle découverte à la numération des battements du pouls et inventa le pulsilogue, jusqu'à aujourd'hui, où l'on mesure avec précision, au moyen du sphygmomanomètre, la pression intra-artérielle sur l'homme vivant, il n'y a pas

(1) Pécholier, *Illusions et réalités de la thérapeutique* (*Montpellier Médical*, t. VII, 1861, p. 193).
Grasset, *Art de prescrire*, 1885, p. 18.

une loi ou un appareil de Physique que l'on n'ait utilisé ou qu'on ne puisse utiliser en Médecine.

On ne compte plus depuis longtemps les applications de la Physique à la Physiologie humaine ou comparée. Claude Bernard ne comprenait pas un laboratoire de Physiologie qui n'aurait pas eu pour annexes des laboratoires de Physique et de Chimie complètement outillés. Le professeur Richet, dans une leçon faite dans les mêmes circonstances que celle-ci, dit qu'il a été tenté de faire inscrire sur l'entrée de son laboratoire : « Nul n'entre ici s'il n'est physicien et chimiste. » A l'exemple de Platon qui, à l'entrée des ombrages d'Académus, où il professait, avait fait placer l'inscription : « Nul n'entre ici s'il n'est géomètre [1]. » Et, en effet, conçoit-on un physiologiste étudiant la circulation du sang, sans connaître les lois de l'écoulement des liquides; la secousse musculaire, sans avoir vu fonctionner un appareil chronographique; la locomotion, sans avoir entendu parler d'un levier; la phonation et la vision, sans avoir étudié l'acoustique et l'optique physiques? Nous passerions ainsi en revue à peu près toute la Physiologie.

Mais à propos des organes des sens que je viens de vous citer, permettez-moi de vous signaler encore les applications de la Physique à l'Otiâtrie, à l'Ophtalmologie et à la Laryngologie. C'est en se basant sur un principe de Physique, la bonne conductibilité des solides homogènes pour les ondulations sonores et en employant un instrument de Physique, le diapason, que Rinne a établi le meilleur signe de diagnostic des maladies de l'oreille. Que deviendraient les laryngolo-

(1) Ch. Richet, *Leçon d'ouverture du cours de physiologie à la Faculté de Médecine de Paris*, 24 mars 1888.

gistes si on leur enlevait le miroir de Garcia et de Czermak?

Quant à l'Ophtalmologie, elle est la fille cadette de la Physique. C'est aujourd'hui un lieu commun de rappeler que la pathologie vraiment spéciale de l'œil n'existait pas avant qu'un grand physicien, M. Helmholtz, n'eût créé l'admirable et si simple instrument qu'on appelle l'ophtalmoscope (1851).

Une de ses parties importantes, l'optométrie, n'est qu'un long chapitre d'optique géométriqne. La dioptrique physique est utilisée tout entière dans les appareils si ingénieux que l'on nomme ophtalmomètres, optomètres, phacomètres, astigmomètres, photoptomètres, campimètres, etc. J'en passe, et de nombreux; je laisse aussi de côté bien des applications des miroirs sphériques, du prisme, de l'optique ondulatoire, etc., mais c'est assez pour vous montrer le développement prodigieux de l'Ophtalmologie. Elle existe en effet depuis quarante ans à peine et déjà elle est si près de la perfection que toutes les autres branches de la Médecine viennent souvent lui demander son aide pour établir avec certitude, soit un diagnostic, soit un pronostic. Pensez-vous que cette évolution si rapide soit bien difficile à expliquer et cette parenté si étroite de l'Ophtalmologie avec la Physique ne vous paraît-elle pas suffisante pour cela? N'est-ce pas là un exemple bien démonstratif de l'impulsion féconde que peut recevoir une branche des sciences médicales lorsque, par son objet, par ses tendances, elle a la bonne fortune de pouvoir appeler la Physique en collaboration active?

D'ailleurs, quelquefois, l'objet même d'une des branches de la Médecine peut sembler très éloigné des études de Physique sans que cependant les applications de la Physique à cette branche fassent défaut.

Dans une sphère où semblaient ne devoir jamais pénétrer les données ou l'instrumentation des physiciens, dans la Microbiologie, nous ne voyons aujourd'hui qu'autoclaves et marmites de Papin destinés aux stérilisations; qu'étuves à culture, dont la température, mesurée par des thermomètres très sensibles, est maintenue constante par des appareils nombreux tels que les thermostats, les régulateurs électriques, les thermo-régulateurs, utilisant, tous, les dilatations thermiques des corps solides, liquides ou gazeux.

L'Hygiène, dont les progrès sont si rapides et le champ si étendu que le « *de omni re scibili* » menace de devenir trop étroit pour limiter les connaissances qu'elle utilise, l'Hygiène n'est-elle pas depuis longtemps une science Physico-chimique? L'étude météorologique de l'atmosphère ou milieu cosmique, le chauffage, l'éclairage des habitations, les propriétés des matériaux de construction au point de vue de leur porosité, leur conductibilité, leur hygrométricité, tous ces grands chapitres de l'Hygiène n'ont-ils pas pour bases des lois, des principes, des phénomènes appartenant à la Physique? Les données hygiéniques les plus importantes sur le vêtement ont été établies à l'aide du thermomètre et du calorimètre; le pouvoir émissif des étoffes n'est pas autrement défihi que celui des divers métaux étudiés par Leslie et Rumford, et c'est la loi de Newton qui a servi à le mesurer. Ce ne sont pas là toutes les applications de la Physique à l'Hygiène : on en pourrait trouver bien d'autres, sans beaucoup chercher, dans les chapitres qui ont trait à l'éloignement des immondices, à l'approvisionnement d'eau, à l'influence sanitaire de l'exercice, etc. (1).

En Chirurgie, non seulement on utilise pour l'arsenal chirurgical toutes les machines simples et toutes les combinaisons possibles de ces machines, mais encore on mesure de plus en plus, au moyen de dynamomètres, les forces utilisées pour la réduction des luxations, l'élongation des nerfs, les tractions et les extensions orthopédiques. L'électricité, sous la forme de la balance d'induction, indique la place des projectiles logés dans les tissus; par les effets caloriques qu'elle produit, elle cautérise par le galvano-cautère les anfractuosités les plus étroites sans jamais léser, tant elle est docile, aucun organe voisin. Les chirurgiens n'ont pas de meilleur moyen de traitement que la galvano-puncture pour les tumeurs érectiles et les angiomes. Le courant électrique est même en concurrence avec le couteau pour la dilatation rapide de tous les canaux rétrécis, et les instruments qui riment en *tome* perdent tous les jours du terrain, surtout auprès des malades. Je citerai seulement encore, entre beaucoup d'autres applications, la thérapeutique électrolytique de certaines tumeurs bénignes et les essais du traitement des tumeurs malignes, qui, quoique publiés avec des résultats favorables par un chirurgien anglais très honorablement connu, demandent confirmation.

(1) On en a même trouvé un si grand nombre qu'un professeur de l'Université de Lausanne, M. Dapples, traite, cette année, dans son cours semestriel de la Faculté de Médecine, le sujet suivant : *la Physique appliquée à l'Hygiène et à l'Hospitalisation.* (Universitäts-Kalender. Winter-Semester, 1890/91.)

L'objet que se propose la Pharmacie paraît également, à première vue, peu en rapport avec les études de Physique. Je crois cependant que les applications de la Physique à la Pharmacie, c'est-à-dire à la préparation des médicaments, à la recherche de leurs falsifications, à l'analyse toxicologique et des matières alimentaires, sans avoir une importance égale à celle des applications de la Chimie, sont cependant assez nombreuses pour légitimer un enseignement spécialisé de la Physique, enseignement qui existe déjà d'ailleurs dans les Écoles de Pharmacie. La balance est l'instrument de mesure fondamental pour la Pharmacie comme pour la Chimie; l'aréométrie, l'alcoométrie, avec les instruments qui en dépendent pour doser l'alcool dans les vins et dans toutes les boissons fermentées; les alambics et les méthodes de distillation; la détermination des points de fusion pour la recherche des falsifications des corps gras; des points d'ébullition pour l'identification et la rectification des alcools et des éthers; les lois de la capillarité pour la théorie du compte-goutte, tout cela ne vous paraît-il pas d'une importance considérable? Il faut encore y ajouter, sans espérer être complet, la polarimétrie optique, les méthodes qui consistent à caractériser les matières colorantes par leurs spectres d'absorption, et les huiles par la valeur de leur indice de réfraction; la détermination des densités, celle de la tension des vapeurs; le dosage des métaux par l'électrolyse, etc... Sans compter tant d'opérations pharmaceutiques telles que la dialyse, la filtration, la dessiccation, la sublimation, etc., qu'il n'est pas possible de bien comprendre sans avoir recours à la Physique.

Mais ce n'est pas seulement l'art et la science de préparer les médicaments qui empruntent à la Physique ses lois et ses principes, la branche de la Médecine vers laquelle aboutissent toutes les autres, la Thérapeutique, n'a pas de meilleure conseillère. A mesure que le grand principe de la transformation et de la conservation de l'Énergie s'implante plus profondément dans les sciences biologiques, c'est au moyen des diverses formes de cette Énergie que l'on cherche à agir le plus efficacement sur l'organisme de l'homme malade. Le travail mécanique sous forme de massage, de mouvements provoqués et volontaires, est utilisé sur une échelle de plus en plus vaste; l'Hydrothérapie n'est qu'un chapitre des applications de la chaleur et du froid à la Thérapeutique, et c'est la mesure des quantités de chaleur enlevées ou rendues à l'organisme qui l'éclaire vers le progrès. Quant aux applications du courant électrique à la thérapeutique, je vous en ai déjà dit quelques-unes; réunies, elles tiennent à peine dans les nombreux volumes et les publications périodiques qui paraissent tous les jours sur ce sujet. Le pas de géant que vient de faire depuis vingt ans l'électricité physique a donné à l'Électrothérapie des bases scientifiques solides; les méthodes de mesure des courants sont universellement appliquées, les lois de l'excitation physiologique par l'électricité ne tarderont pas à être complètement éclaircies, les effets que l'on nomme encore *catalytiques* disparaissent les uns après les autres, et le nombre de travailleurs qui s'est mis à la tâche promet une production scientifique des plus fécondes.

La Clinique médicale, elle aussi, a déjà retiré de l'électricité physique des données d'une importance extrême et d'une utilisation journalière dans le diagnostic et le pronostic des maladies. Mais ce n'est pas seulement à l'électricité qu'elle s'adresse; visitez aujourd'hui un laboratoire de Clinique, vous n'y verrez que des réactifs chimiques et des instruments de Physique. Il y a là des dynamomètres, des cyrtomètres, des spiromètres, des esthésiomètres, des sphygmomanomètres, des hématimètres, des thermomètres, des microscopes, des hématospectroscopes, des appareils, en un mot, qui servent à enregistrer, à peser et à mesurer de toutes les façons. C'est que, à proportion que nous devenons plus exigents sur la précision du diagnostic, à mesure que la différenciation de formes morbides, de plus en plus nombreuses et voisines, dérivées d'un même type, devient plus ardue, les évaluations quantitatives des signes tendent à acquérir une importance prépondérante. Pas plus aujourd'hui en Clinique qu'en Physique et en Chimie, un phénomène n'est parfaitement connu s'il n'est représenté par un chiffre, un rapport, une fonction d'une ou de plusieurs variables, ou s'il n'est rattaché à une loi déjà connue.

« Autrefois, » dit M. le professeur Potain, dans une leçon intéressante pour nous à bien des égards, « celui » qui du premier coup d'œil, d'après le facies du ma- » lade, était capable de poser un diagnostic, passait » pour un grand médecin. » Aujourd'hui, que fait-on? L'éminent professeur de Clinique de la Faculté de Médecine de Paris nous l'apprend un peu plus haut : « L'importance des signes en séméiologie, dit-il, va » grandissant tous les jours; bornée autrefois à des » moyens d'exploration très restreints, elle fait chaque » jour des emprunts de plus en plus considérables

» soit à la Chimie, soit à la Physique, soit au Micro-
» scope [1]. »

Je m'arrête après un si haut et si compétent témoignage. Il est tellement affirmatif, que ce serait en amoindrir la portée d'y ajouter un commentaire. Il vous convaincra, mieux que je n'ai pu le faire peut-être, de la nécessité dont je parlais au début de cette leçon de faire avec conviction et assiduité l'étude de la Physique Médicale pendant cette première année de médecine. De cette conviction et de cette assiduité dépend la solidité de toute votre instruction professionnelle, car nous voyons sans cesse les meilleurs élèves de première année rester dans la suite les meilleurs en seconde, troisième ou quatrième année. Or, faire des médecins et des pharmaciens instruits pour une Faculté comme celle-ci, c'est donner une preuve irréfutable de la valeur de son enseignement. Vous aurez à tâche, Messieurs, comme vos aînés l'ont fait, de fournir cette preuve dans toutes les occasions; vous le devez à l'honneur de vos professions futures et au bon renom de l'Université de Bordeaux.

(1) *Des Procédés de diagnostic, clinique médicale*, par M. le professeur Potain (*Semaine méd.*, 3 sept. 1890, p. 330).

Bordeaux. — Imp. G. GOUNOUILHOU. rue Guiraude. 11.

J. Bergonié. — **Contribution à l'étude des phénomènes physiques du muscle.** — 1883, O. Doin, éditeur, Paris. Feret et fils, Bordeaux.

J. Bergonié. — **Phénomènes physiques de la phonation.** *(Thèse d'agrégation.)* — 1883, J.-B. Baillère, éditeur, Paris.

J. Bergonié. — **Études d'électrothérapie théoriques et cliniques.** — 1887, Feret et fils, éditeurs, Bordeaux.

J. Bergonié. — **Leçons sur la chaleur et la thermodynamique animale,** professées à la Faculté de Médecine et de Pharmacie de Bordeaux. — 1889, lith. Feret et fils, éditeurs, Bordeaux.

F. Jolyet, Viault, Bergonié et Ferré. — **Traité élémentaire de Physiologie humaine,** 905 pages, 400 figures dans le texte. — O. Doin, éditeur, Paris, 1889.

C. Sigalas, chargé d'un cours complémentaire de physique à la Faculté de Médecine et de Pharmacie de Bordeaux. — **Étude expérimentale de calorimétrie animale.** — O. Doin, éditeur, Paris, 1890.

Bordeaux. — Imprimerie G. Gounouilhou, rue Guiraude, 11.

www.ingramcontent.com/pod-product-compliance
Ingram Content Group UK Ltd.
Pitfield, Milton Keynes, MK11 3LW, UK
UKHW022200190726
13855UKWH00004B/1568